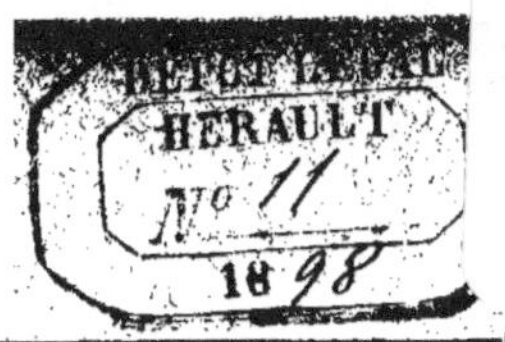

DÉPARTEMENT DE L'HÉRAULT

COMPTE RENDU
DES TRAVAUX
DES
CONSEILS D'HYGIÈNE PUBLIQUE ET DE SALUBRITÉ
DU DÉPARTEMENT DE L'HÉRAULT

PRÉSENTÉ

A M. LE PRÉFET DE L'HÉRAULT

PAR

M. MAIRET

DOYEN DE LA FACULTÉ DE MÉDECINE DE MONTPELLIER
MÉDECIN EN CHEF DE L'ASILE PUBLIC D'ALIÉNÉS
VICE-PRÉSIDENT DU CONSEIL DÉPARTEMENTAL D'HYGIÈNE PUBLIQUE
ET DE SALUBRITÉ DE L'HÉRAULT

Année 1896

MONTPELLIER
IMPRIMERIE CENTRALE DU MIDI
(HAMELIN FRÈRES)

1897

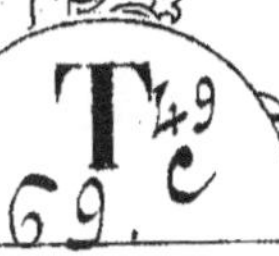

COMPTE RENDU

DES TRAVAUX

DES CONSEILS D'HYGIÈNE PUBLIQUE

ET DE SALUBRITÉ

DU DÉPARTEMENT DE L'HÉRAULT

DÉPARTEMENT DE L'HÉRAULT

COMPTE RENDU

DES TRAVAUX

DES

CONSEILS D'HYGIÈNE PUBLIQUE

ET DE SALUBRITÉ

DU DÉPARTEMENT DE L'HÉRAULT

PRÉSENTÉ

A M. LE PRÉFET DE L'HÉRAULT

PAR

M. MAIRET

DOYEN DE LA FACULTÉ DE MÉDECINE DE MONTPELLIER
MÉDECIN EN CHEF DE L'ASILE PUBLIC D'ALIÉNÉS
VICE-PRÉSIDENT DU CONSEIL DÉPARTEMENTAL D'HYGIÈNE PUBLIQUE
ET DE SALUBRITÉ DE L'HÉRAULT

Année 1896

MONTPELLIER
IMPRIMERIE CENTRALE DU MIDI
(HAMELIN FRÈRES)

1897

CONSEIL DÉPARTEMENTAL
D'HYGIÈNE PUBLIQUE ET DE SALUBRITÉ
DE L'HÉRAULT

MM. LE PRÉFET, *Président*.

MAIRET, Doyen de la Faculté de médecine, *Vice-Président*.

HAMELIN, Professeur à la Faculté de médecine, *Secrétaire*.

SALLÈLES, Chef de bureau à la Préfecture, *Secrétaire-Adjoint*.

BAUDIER, Chef du Génie.

BAUMEL, Professeur agrégé à la Faculté de médecine.

BLANC, Agent-Voyer en chef.

DEANDREIS, Sénateur, Conseiller général.

ESPAGNE, Docteur en médecine.

GAY, Professeur à l'Ecole supérieure de pharmacie.

GILIS, Professeur à la Faculté de médecine.

GLAIZE, Professeur à la Faculté de droit.

CZERNICKI, Médecin-principal, Directeur du service de santé de la 16e région.

LAISSAC, Président du Conseil général.

LEENHARDT, Président de la Chambre de commerce.

MARÈS, Secrétaire perpétuel de la Société d'agriculture.

METTRIER, Ingénieur des mines.

PARLIER, Ingénieur en chef du département.

PEZET, Pharmacien.

POURQUIER, Médecin-Vétérinaire.

VIGOUROUX, Docteur en médecine.

CONSEIL D'HYGIÈNE

DE L'ARRONDISSEMENT DE BÉZIERS

MM. LE SOUS-PRÉFET, *Président.*
LEVÈRE, Docteur en médecine, *Vice-Président.*
SICARD, — — *Secrétaire.*
BAJARD, Ingénieur civil.
BOURGUET, Docteur en médecine.
BOURRIÉ, Agent-Voyer d'arrondissement.
COPMARTIN, Ingénieur civil.
COULOUMA, Pharmacien,
CROZALS (de), Négociant.
GILIS, Médecin-vétérinaire.
GUY, Docteur en médecine.
PAGET, Pharmacien.
WEYER, Procureur de la République.

CONSEIL D'HYGIÈNE

DE L'ARRONDISSEMENT DE LODÈVE

MM. LE SOUS-PRÉFET, *Président.*
HUGOUNENQ, Chimiste, *Vice-Président.*
CRISTAU, Médecin-major au 142e régiment de ligne.
GRAD, Pharmacien.
KAWALERSKI, Docteur en médecine.
MANUEL, Avocat.
ORSSAUD, Médecin-vétérinaire.
REFRÉGÉ, Docteur en médecine.
ROUQUETTE, Docteur en médecine.
SEGONDY, Ingénieur civil.
SEYVON, Capitaine en retraite.
VITALIS, Manufacturier.

CONSEIL D'HYGIÈNE

DE L'ARRONDISSEMENT DE SAINT-PONS

MM. le Sous-Préfet, *Président.*
Arcangel, Avocat.
Azaïs.
Bourdel, Pharmacien.
Fabre, Docteur en médecine.
Galinier, Négociant.
Granel, Docteur en médecine.
Sahuc, notaire.
Salles, Agent-voyer d'arrondissement.
Trassy, Médecin-vétérinaire.

DÉPARTEMENT DE L'HÉRAULT

COMPTE RENDU

DES TRAVAUX

DES CONSEILS D'HYGIÈNE PUBLIQUE

ET DE SALUBRITÉ

DU DÉPARTEMENT DE L'HÉRAULT

Monsieur le Préfet,

J'ai l'honneur de vous présenter le Compte rendu des travaux des Conseils d'hygiène publique et de salubrité du département de l'Hérault pour l'année 1896.

Veuillez agréer, Monsieur le Préfet, l'assurance de ma considération la plus distinguée.

Mairet.

CONSEIL D'HYGIENE

DE L'ARRONDISSEMENT DE BÉZIERS

SÉANCE DU 19 OCTOBRE 1896

Étaient présents : MM. Belleudy, Sous-Préfet, *président;* Levère, Sicard, Bourguet, Guy, de Crozals, Coulouma, Paget, Gilis, Bourrié, Bajard.

Absent excusé, M. Copmartin.

Les affaires suivantes sont soumises au Conseil :

COMMUNE DE COULOBRES

Projet d'alimentation d'eau

M. *Bajard* lit le rapport suivant :

La commune de Coulobres présente un projet d'alimentation d'eau sur lequel le Conseil d'hygiène est appelé à donner son avis.

Ce projet consiste à capter une source d'eau importante se trouvant sur la rive droite du ruisseau de Lène, à 600 mètres environ de Coulobres, et à amener les eaux de cette source dans un réservoir existant déjà au point culminant du village; le réservoir, d'une capacité de 66 m. c. 420, peut assurer l'alimentation du village pendant quatre jours à 100 litres d'eau de consommation par habitant, la population n'étant que de 160 personnes.

Les habitants de Coulobres s'approvisionnent déjà d'eau à cette source où ils sont obligés d'aller la puiser avec des cruches ou des seaux.

La municipalité a pensé qu'il était préférable d'amener ces eaux à Coulobres même par un moyen mécanique afin d'éviter aux habitants les 600 mètres qu'ils ont à parcourir dans un chemin défectueux, pour s'alimenter, et de les leur distribuer en différents points du village.

Le captage de la source aura pour premier effet de l'assainir. Il est bien certain, en effet, qu'une source d'eau dans laquelle on vient puiser avec des procédés aussi élémentaires peut, non seulement être troublée, mais encore contaminée par les matières étrangères apportées par ceux qui viennent y puiser ou par le vent. Cela n'aura plus lieu lorsque la source sera complètement recouverte par les travaux que l'on se propose de faire, et l'amélioration qui en résultera sera très importante au point de vue hygiénique.

L'analyse de cette eau, faite par le laboratoire du Comité consultatif d'hygiène publique de France, a démontré que l'eau de cette source doit être considérée comme étant de bonne qualité pour l'alimentation.

En conséquence, nous proposons au Conseil d'hygiène de donner son entière approbation au projet qui lui est soumis.

Adopté.

COMMUNE DE VILLEMAGNE

Construction d'un groupe scolaire

M. *Bourrié* donne lecture du rapport ci-après :

Le projet d'un groupe scolaire à Villemagne a été soumis à une enquête et n'a soulevé aucune réclamation ni opposition.

L'emplacement choisi est situé au nord du village de Villemagne en bordure d'une voie large, facilement accessible, à 200 mètres environ de la rivière de Mare et à 338 mètres du cimetière ; le plan n'indique pas qu'il existe dans le voisinage aucun établissement insalubre ou dangereux. Cet emplacement paraît donc bien choisi.

Le bâtiment est disposé en bordure de la rue dite de la Promenade. L'orientation de la façade Sud, Sud-Est, le mettra à l'abri des vents froids du Nord et de l'Ouest. Les classes et vestiaires occupent tout le rez-de-chaussée, et les logements, le premier étage. Ces dispositions ne sauraient donner lieu à aucune observation. Toutefois, nous devons faire remarquer que, les classes accédant directement sur la voie publique, des accidents peuvent se produire à la sortie des élèves, il serait avantageux qu'elles soient séparées de la route par une avant-cour.

Le sol des classes sera parqueté, celui des vestibules et vestiaires sera recouvert d'un dallage en ciment; les précautions paraissent suffisantes pour assurerl'assainissement des classes.

Chaque classe, appropriée pour 26 élèves, a 6 m. 40 de longueur, 5 m. 20 de largeur et 4 mètres de hauteur, soit 33 mètres carrés de surface et 133 mètres cubes de capacité, soit, en comptant sur 26 élèves, plus de 1 mètre carré et 5 mètres cubes par élève : c'est jugé suffisant.

L'éclairage des classes est unilatéral gauche ; il est assuré par deux grandes ouvertures de $2^{m}40$ de hauteur et $1^{m}40$ de largeur qui s'ouvrent sur la cour côté Nord. La surface éclairante vraie soit $6^{m}960$ est moindre que le quart de la surface de la classe qui est de 33 mètres carrés. Cet éclairage laisserait un peu à désirer.

Le projet n'indique pas le mode de chauffage ni de ventilation. Le chauffage des classes serait utile étant donnée la température en hiver à Villemagne; quant à la ventilation, il ne paraît pas indispensable d'adopter des dispositions particulières.

Les préaux couverts, adossés l'un à l'autre, ont $13^{m}50$ de longueur et $3^{m}40$ de largeur ; ils sont établis au niveau de la cour et à $0^{m}30$ au-dessous des classes.

Il serait bon d'établir des gondoles pavées pour recevoir les eaux de pluie et les ramener du côté opposé aux classes et de complanter les cours d'arbres. Les classes communiquent avec les cours par des portes qui s'ouvrent directement dans la cour.

Le projet n'indique pas de quelle manière l'alimentation d'eau sera assurée. Etant donné la proximité de la rivière de Mare, il doit être facile et peu coûteux d'obtenir une bonne et large alimentation; cela paraît indispensable.

Des water-closets sont prévus pour chaque classe au fond des cours ; ils pourront être facilement surveillés. Le projet n'indique pas leur mode de construction ; il convient que les fosses soient étanches et pourvues de tuyaux d'aération.

En résumé, le projet paraît satisfaire aux conditions d'hygiène, et sous la réserve des vœux émis au sujet de l'accès direct des élèves sur la voie publique, du chauffage, de l'écoulement des eaux pluviales des cours, de l'alimentation et des water-closets, nous estimons que le Conseil peut émettre un avis favorable à son exécution.

Adopté.

Entrepôt de pétrole à Agde.
Demande du sieur Liron.

Le sieur Liron, raffineur de pétrole à Nimes, sollicite l'autorisation d'établir un entrepôt de pétrole de deuxième catégorie à Agde, sur la parcelle n° 68 de la section G du plan cadastral.

La quantité de pétrole en dépôt devant être de 10,000 litres, l'entrepôt dont il s'agit fait partie des établissements insalubres, dangereux ou incommodes de la deuxième catégorie. C'est pourquoi la demande du sieur Liron a été soumise à l'enquête réglementaire dans la commune d'Agde.

Aucune réclamation n'a été consignée au procès-verbal et le Maire de cette ville est d'avis que l'autorisation peut être accordée.

Le bâtiment est construit en moellon du pays sur un terrain d'alluvions et couvert de briques creuses, il est situé à une distance de 907 mètres de l'agglomération et seulement à 27 mètres de la route de Toulouse à Agde et à 145 mètres environ du chemin de fer de Bordeaux à Cette. Aucune maison habitée ne figure sur le plan.

M. *le Sous-Préfet* propose d'émettre un avis favorable au projet d'établissement de ce dépôt de pétrole, étant donné que la distance minimum de 4 mètres, fixée par les règlements, de l'entrepôt aux habitations et aux routes voisines est observée.

Le pétitionnaire devra toutefois, pour l'aménagement de son magasin, se conformer strictement aux prescriptions des §§ 7, 8 et 9 de l'article 5 du décret du 19 mai 1873.

Adopté.

Construction d'un four à chaux à Nissan. Le sieur Rouanet (Henri).

Le sieur Rouanet (Henri), entrepositaire de plâtre à Nissan, a sollicité l'autorisation de construire un four à chaux sur la parcelle n° 325 de la section K du plan cadastral de la commune de Nissan. Cette parcelle de terrain est située à une grande distance de l'agglomération (1,250 mètres), et aucune construction ne se trouve aux environs.

Pas de réclamation pendant l'enquête.

L'établissement devant être bien placé par rapport au village, M. *le Sous-Préfet* dit qu'il ne voit aucun inconvénient à l'autoriser sous la réserve des conditions ordinaires imposées à cette sorte de magasin.

Adopté.

Dépôt de dynamite à Graissessac.
La Compagnie de quatre mines réunies.

La Compagnie de quatre mines réunies de Graissessac a présenté un nouveau projet d'établissement d'un dépôt de dynamite sur les parcelles n°s 1302, 1337 et 1344 (tènement de la Rioyte) de la section D du plan cadastral de cette commune.

Aucune réclamation n'a été faite au cours des enquêtes dans les communes consultées; mais l'examen des plans a donné lieu aux observations suivantes de la part des membres du Conseil d'hygiène.

Le dépôt est à une profondeur de 18 mètres environ et à une distance de 13 mètres de la route de Graissessac à Bédarieux, ce qui paraît insuffisant ; la galerie qui conduit au dépôt est construite sous ladite route qu'elle croise à 13 mètres 10 de profondeur. En cas d'explosion, le terre-plein supporté par le dépôt et la galerie n'offrirait pas une résistance suffisante.

Le chemin s'effondrerait et les communications seraient interrompues De plus le dépôt est à une distance trop rapprochée des dernières habitations de Graissessac, 147 mètres d'une part et 190 de l'autre, et la sécurité des habitants se trouve compromise.

Le Conseil d'hygiène a donné dans sa séance du 3 août 1895 un avis défavorable sur un premier projet, en se basant sur ce que le puits d'aérage était à 30 mètres du chemin de Graissessac et le dépôt à 250 mètres de cette commune.

Le Conseil ne peut donc émettre aujourd'hui un avis favorable, les conditions du nouveau projet n'étant pas plus satisfaisantes que celles de l'ancien, et il estime qu'il y a lieu de rejeter la demande de la Compagnie de quatre mines réunies.

L'ordre du jour étant épuisé la séance est levée.

CONSEIL D'HYGIENE

DE L'ARRONDISSEMENT DE LODÈVE

SÉANCE DU 12 DÉCEMBRE 1896

Étaient présents : MM. Sabail, Sous-Préfet, *président ;* Hugounenq, Rouquette, Seyvon, Grad, Manuel, Vitalis, Kawalerski et Cristau.

Absent excusé : M. Refrégé.

COMMUNE DE MONTPEYROUX

Agrandissement du cimetière

M. *le Président* présente au Conseil le projet d'agrandissement du cimetière de Montpeyroux.

Le Conseil, considérant qu'aucune opposition ne s'est produite à l'enquête ; qu'il résulte de l'examen des plans que le terrain à joindre au cimetière se trouve à une distance de plus de 100 mètres des habitations et des puits ; que les eaux d'infiltration suivront une direction opposée à la situation du village ; que le terrain se trouve au-dessous du niveau des habitations,

Émet un avis favorable au projet.

COMMUNE DE SAINT-ÉTIENNE-DE-GOURGAS

Translation du cimetière

M. *le Président* soumet au Conseil le projet de translation du cimetière de Saint-Étienne-de-Gourgas.

Le Conseil, après examen des pièces produites, attendu qu'il n'y a pas eu d'opposition à l'enquête; que le terrain choisi se trouve à une distance suffisante de l'agglomération; qu'il est perméable et suffisamment profond; que les eaux d'infiltration ne peuvent contaminer les sources qui alimentent le village,

Émet un avis favorable au projet.

Fabrique d'engrais et atelier d'équarrissage.
Le sieur Millau.

M. *le Président* soumet au Conseil la demande du sieur Millau (Marius), de Clermont-l'Hérault, qui sollicite l'autorisation d'établir, sur le territoire de cette commune, sur les parcelles 431 et 433, section H du plan cadastral, au lieu dit Mas du Juge, une fabrique d'engrais avec adjonction d'un atelier d'équarrissage.

Le Conseil, après avoir pris connaissance des résultats de l'enquête à laquelle il a été procédé dans les communes situées dans un rayon de 5 kilomètres;

Prenant en sérieuse considération les objections fortement motivées déposées à l'enquête par un très grand nombre d'habitants de Clermont, et ensemble les observations présentées dans les communes de Liausson, Mourèze et Villeneuvette ;

Considérant que l'emplacement choisi par le sieur Millau ne se trouve pas à une distance suffisante des habitations ; que cette partie du territoire de la commune contient de nombreuses habitations dont quelques-unes sont constamment habitées et d'autres le sont pendant toute la belle saison ;

Considérant que cet emplacement se trouve situé au Nord-Ouest de l'agglomération de la ville de Clermont, sous la direction des vents dominants ; qu'il en résulterait de graves inconvénients pour la population ;

Considérant, en outre, d'après les renseignements fournis par quelques-uns de ses membres, que l'établissement du sieur Millau a une importance plus considérable qu'il ne semble l'indiquer dans sa demande ;

Émet un avis défavorable à l'autorisation sollicitée par le sieur Millau et à l'installation sur l'emplacement choisi.

COMMUNE DU CAYLAR

Citerne publique

M. *le Président* soumet au Conseil le vœu émis par le Conseil d'arrondissement dans sa séance du 26 juillet 1896 et demandant que le Conseil d'hygiène examine les inconvénients que présente la citerne située sur la place publique du Caylar.

Le Conseil, après examen du plan des lieux ;

Considérant que cette citerne recueille les eaux pluviales venant de la partie supérieure du village, qui n'y arrivent qu'après avoir traversé des rues à pente rapide et en entraînant avec elles des immondices de toutes sortes ; qu'ainsi ces eaux contiennent des détritus organiques et peuvent, à un moment donné, devenir un foyer d'infection dangereux,

Émet un avis favorable à la suppression de cette citerne qui pourrait être remplacée à peu de frais pour l'alimentation du bétail par des mares ne recevant que des eaux pluviales et situées à une certaine distance de l'agglomération. Ces mares, bien aérées, ne pourraient plus offrir aucun danger pour l'hygiène publique.

L'ordre du jour étant épuisé, la séance est levée.

CONSEIL D'HYGIÈNE

DE L'ARRONDISSEMENT DE SAINT-PONS

SÉANCE DU 19 AOUT 1896

Étaient présents : MM. Treilles, Sous-Préfet, *président ;* Azaïs, Bourdel, Galinier et Trassy.

COMMUNE DE LA CAUNETTE

Translation du cimetière

M. *le Sous-Préfet* soumet au Conseil un dossier concernant le projet de translation du cimetière de la Caunette.

Le Conseil, considérant que la translation du cimetière de la Caunette est reconnue d'une nécessité urgente au point de vue de l'hygiène et de la salubrité publique ;

Considérant que le projet n'a soulevé aucune réclamation au cours de l'enquête ;

Que l'emplacement dont il est fait choix est situé à une distance de 100 mètres de la maison la plus rapprochée ;

Que, dès lors, le projet réunit toutes les conditions désirables au point de vue de l'hygiène;

Émet un avis favorable à son approbation.

L'ordre du jour étant épuisé, la séance est levée.

CONSEIL DÉPARTEMENTAL
D'HYGIÈNE PUBLIQUE ET DE SALUBRITÉ

SÉANCE DU 22 JANVIER 1896

Présidence de M. L. Vincent, Préfet de l'Hérault.

Étaient présents : MM. Vincent, Baumel, Blanc, Czernicki, Espagne, Gay, Hamelin, Mettrier, Pourquier et Sallèles.

Absent excusé : M. Marès.

M. *Sallèles* donne lecture du procès-verbal de la dernière séance qui est adopté.

École privée à Saint-Pons
(HAMEAU DE CAVENAC)

M. *le Préfet* communique au Conseil le dossier de la déclaration faite par la D[lle] Desplas, en vue de l'ouverture d'une école libre au hameau de Cavenac, commune de Saint-Pons, et qui a motivé une opposition de la part du Maire, basée sur des vices de construction qui compromettraient la solidité des murs et sur la crainte que la salle de classe, située en contre-bas du mur adossé au rocher, ne soit humide.

M. l'*Inspecteur d'Académie*, qui assiste M. le Préfet, fait une description complète de la situation de cette école et conclut à ce que le Conseil veuille bien désigner un de ses membres pour procéder à une visite des lieux et apprécier si le local dont il s'agit réunit au double point de vue de la solidité et de l'hygiène des garanties suffisantes.

M. *Blanc* propose de charger M. l'Agent-voyer d'arrondissement de Saint-Pons de procéder à cette visite, et ajoute qu'il se rendrait lui-même au hameau de Cavenac, si les renseignements qui seront ainsi fournis n'étaient pas jugés suffisants.

Le Conseil adopte cette proposition, et invite M. Blanc à faire procéder d'urgence aux vérifications et constatations nécessaires.

Porcheries

M. *Pourquier*, chargé de l'examen des porcheries que les sieurs Bassaget et Martinet désirent établir à Marsillargues, fait connaître au Conseil que ces porcheries, peu éloignée l'une de l'autre, ont été l'objet de la part des habitants de ladite commune, d'appréciations toutes différentes et dont il ne peut se rendre compte. Tandis que l'une soulevait de nombreuses et énergiques protestations, l'autre ne rencontrait aucune opposition. Il y a là, dit-il, une situation anormale qu'il conviendrait de vérifier sur place.

Le Conseil délègue, en conséquence, M. Pourquier pour visiter lesdites porcheries.

COMMUNE DE LAMALOU-LES-BAINS

Alimentation d'eau

M. *Baumel* propose au Conseil d'émettre un avis favorable sur le projet présenté par la commune de Lamalou-les-Bains, en vue de l'établissement d'une nouvelle alimentation d'eau, au moyen d'une dérivation empruntée à la rivière de Lamalou, supposant qu'il n'était pas possible de faire mieux et tout en reconnaissant les inconvénients qui se rattachent à toute alimentation par dérivation de l'eau d'une rivière quelconque.

MM. *Czernicki* et *Hamelin* critiquent le projet et signalent les graves inconvénients qui pourraient résulter pour la santé publique de la captation de l'eau dans les conditions indiquées et qui n'offrent aucune garantie.

Au cours de la discussion, MM. *Blanc* et *Pourquier* font connaître qu'il serait peut-être possible de capter les eaux d'une source peu éloignée, dont le débit est il est vrai peu important, mais qui pourrait être suffisant s'il n'était mis à la disposition des habitants que pour l'usage de la bouche. Quant à l'eau nécessaire aux besoins de la propreté des habitants et de la commune, elle pourrait être fournie par les eaux dérivées de la rivière.

M. *Czernicki* estime que, dans l'intérêt des personnes qui fréquentent cette station thermale, il convient de ne pas approuver le projet présenté. La captation des eaux au moyen du barrage indiqué qui ne serait pas protégé par une clôture et une couverture, présenterait des dangers de pollution qui doivent être évités. De plus, il se demande si les échantillons des eaux qui ont été soumis aux analyses chimique, minérale et bactériologique peuvent être considérées comme ayant été pris dans des conditions absolument régulières. Il s'étonne surtout qu'en présence des résultats satisfaisants des analyses dont il s'agit on puisse concevoir la pensée de faire filtrer des eaux reconnues *de bonne qualité.*

M. *le Préfet* déclare qu'il lui paraît que la commune doit, dans son propre intérêt, éviter de livrer à la consommation des malades et des baigneurs des eaux qui risqueraient de jeter le discrédit sur sa station thermale universellement connue et qu'il convient de faire étudier un autre projet d'alimentation d'eau réunissant toutes les garanties désirables.

Le Conseil émet, en conséquence, l'avis que le projet soit révisé et étudié en vue d'éviter la stagnation des eàux dans un bassin à ciel ouvert; que si les eaux soumises aux analyses pratiquées ont été puisées suivant les règles précises nettement définies par les instructions spéciales sur la matière, il n'est pas nécessaire de prévoir l'établissement de filtres, et qu'enfin le captage des eaux soit effectué à la source même et non en lit de rivière.

COMMUNE D'ASSIGNAN

Translation du cimetière

M. *Blanc* donne lecture du rapport suivant:

Le cimetière actuel de la commune d'Assignan est situé à l'intérieur même du village, à côté de l'église.

Sa superficie étant insuffisante, on n'y peut plus faire d'inhumation nouvelle sans découvrir des corps récemment enfouis, ce qui provoque des plaintes de la population et constitue une situation contraire à l'hygiène publique et aux règlements sur les sépultures.

Le conseil municipal d'Assignan, ému de cet état de choses et désireux d'y mettre un terme, propose d'ouvrir un nouveau cimetière sur la parcelle n° 281, section D du plan cadastral de la commune.

Cette parcelle est située à plus de 100^{m} de distance de toute habitation et à 330^{m} du puits qui alimente le village. On y peut facilement creuser des fosses de $2^{m}00$ de profondeur et son sol présente une inclinaison qui éloigne du village et du puits d'alimentation les eaux qui tombent à sa surface. Bien que placée au midi du village et en contre-bas de celui-ci, on peut donc la considérer comme remplissant les conditions prescrites pour l'établissement d'un cimetière, et j'ai l'honneur de proposer au Conseil central d'hygiène d'émettre un avis favorable sur la translation projetée par le conseil municipal d'Assignan.

Soumis à l'enquête, le projet n'a, d'ailleurs, fait l'objet d'aucune réclamation de la part des habitants, et le Conseil d'hygiène de l'arrondissement de Saint-Pons l'a approuvé dans son entier.

Adopté.

COMMUNE DE SAINT-VINCENT-DE-BARBEYRARGUES

Translation du cimetière

M. *Blanc* propose au Conseil d'émettre un avis favorable sur le projet présenté par le Conseil municipal de Saint-Vincent-de-Barbeyrargues, en vue de la translation du cimetière communal.

Adopté.

Atelier de teinture. —Le sieur Imbert

M. *Sallèles* propose au Conseil d'émettre, sous les réserves et conditions imposées aux industries de ce genre, un avis favorable au sujet de la demande présentée par le sieur Imbert, teinturier à Cette, à l'effet d'être autorisé à établir un atelier de teinture, sur le territoire de ladite ville, rue Daniel, n° 1.

Adopté.

École libre à Pézenas

M. *Sallèles* donne lecture du rapport suivant :

Une déclaration d'ouverture d'école libre à Pézenas, rue de Béziers, n° 6, a été faite par la D[lle] Beauger.

Les locaux sont, d'après les avis de M. le Maire de cette ville et de M. l'Inspecteur primaire, convenablement aménagés et présentent toutes les garanties désirables.

Dans ces conditions, j'ai l'honneur de vous proposer, Messieurs, d'émettre un avis favorable à l'ouverture de cette école.

Adopté.

L'ordre du jour étant épuisé, la séance est levée.

SÉANCE DU 5 FÉVRIER 1896

Présidence de M. Mairet, *vice-président.*

Étaient présents : MM. Mairet, Baudier, Baumel, Blanc, Czernicki, Gay, Hamelin, Leenhardt, Marès, Mettrier, Pezet et Sallèles.

Absents excusés : MM. Espagne et Glaize.

M. *Sallèles* donne lecture du procès-verbal de la dernière séance qui est adopté.

École libre à Saint-Jean-de-la-Blaquière

M. *Gay* lit le rapport suivant :

La demande formulée par la dame Terrel a pour objet une réouverture par suite du changement de direction.

Le dossier de cette affaire ne nous fournit comme moyen d'appréciation que l'avis favorable de l'Inspecteur primaire et un croquis dû à une main inhabile, mais où les dimensions sont bien indiquées, sans qu'il soit toutefois possible de les contrôler, puisqu'il n'y a pas d'échelle.

Le logement paraît bien aménagé et spacieux : on n'y a pas indiqué de water-closet.

L'école proprement dite comporte une grande classe, une petite classe, une cour et un préau couvert : il n'y a pas davantage de privés, du moins sur le plan.

La grande classe a 8^m13 sur 4^m50, soit 36 mètres carrés 58 : la petite a 4^m50 sur 4 mètres, soit 18 mètres carrés. Nous ne saurions dire si elles sont assez spacieuses, parce que le chiffre des écolières n'est pas fourni. Leur hauteur sous plafond est de 3^m02, élévation un peu faible.

La grande classe est éclairée par trois portes vitrées de 1^m20 de large sur une hauteur de 2^m40 pour deux d'entre elles et 0^m75 sur 2^m10 pour la troisième, soit en tout 7 mètres carrés 33 de surface éclairante, proportion insuffisante, puisque, d'après les règles admises, elle devrait atteindre 9 mètres carrés.

La petite classe est encore plus mal partagée, puisqu'elle ne reçoit le jour que d'une porte vitrée ayant 0^m90 de large sur 2^m20 de haut, soit 1^m98 de surface éclairante, au lieu des 4^m50 réglementaires. Et cette insuffisance apparaît encore plus manifeste, si l'on considère qu'il s'agit de portes vitrées comportant un panneau inférieur plein et non éclairant, dont il n'a pas été tenu compte dans nos calculs et qui diminue assurément de moitié la surface éclairante.

En conséquence, il y aurait lieu de n'approuver la demande de la dame Terrel qu'en conseillant à la demanderesse d'accroître la surface d'éclairage des deuxclasses.

Après une observation de M. *Hamelin*, les conclusions du rapport de M. Gay, mises aux voix, sont adoptées.

COMMUNE DE SAINT-PONS

École libre au hameau de Cavenac

M. *Blanc* fait connaître au Conseil que, se conformant au désir qu'il a manifesté dans sa précédente séance, il a chargé M. l'Agent-voyer d'arrondissement de Saint-Pons de procéder à la visite de l'immeuble destiné à recevoir l'école libre projetée au hameau de Cavenac, à l'effet de vérifier la solidité des murs et examiner si la salle de classe adossée au rocher et située en contre-bas ne présenterait pas, dans l'avenir, en raison de l'humidité qui pourrait s'en dégager, des inconvénients pour la santé des élèves qui la fréquenteraient.

Il lui a été adressé le rapport suivant :

« Nousavons l'honneur d'adresser à M. l'Agent-voyer en chef les renseignements qui nous sont demandés sur l'état d'un bâtiment situé dans le village de Cavenac, commune de Saint-Pons, et dans lequel on propose d'établir une école libre. Nous joignons un plan des lieux à notre rapport, car les croquis qui ont été produits sont complètement inexacts ; l'un ne représente pas plus l'état du bâtiment au moment de l'opposition de M. le Maire (opposition qui porte la date du 18 courant, alors que toutes les réparations étaient terminées), que l'autre ne reproduit les dispositions intérieures actuelles.

Le bâtiment en question appartient au sieur Saint-Clair Pigassou, et forme une dépendance de sa maison d'habitation. Cette construction était autrefois une étable à toiture très basse, que le propriétaire a exhaussée il y a vingt-six ans pour en faire une écurie avec grenier à fourrages. Nous indiquons sur la façade latérale par une ligne AB la hauteur des anciens murs.

Aujourd'hui, le local a été transformé. On a supprimé l'ancien portail qui existait du côté de la route ; on a ouvert de nouvelles fenêtres dans cette façade et dans le mur latéral ; on a déblayé et nivelé le sol intérieur ; fait de nouveaux planchers ; un escalier ; crépi intérieurement les murs en mortier hydraulique avec enduits à deux couches au plâtre gris et blanc ; on a fait en un mot du vieux bâtiment une petite habitation très propre et très convenable.

Les ouvertures nouvelles sont en belle pierre de taille de Saint-Pons, bien appareillée et très bien polie, les menuiseries, les ferrures ne laissent rien à désirer, les planchers sur poutres neuves sont très solides, le parquet inférieur de 0,032, cloué sur lambourdes en chêne, est très bien fait; les lambourdes ne reposent pas directement sur le sol, elles sont posées sur des pierres plates pour préserver le parquet de l'humidité ; il reste une hauteur libre de 0,10 entre les poutrelles et le sol.

Pour motiver la non-réception de ce nouveau local, on a dit que les anciens murs de la partie inférieure du bâtiment avaient été bâtis avec de l'argile ; c'est une erreur, les maçonneries sont faites avec mortier de chaux grasse; seulement, on a employé pour ce mortier du sable terreux ou plutôt de la terre graveleuse, mais ces murs, avec leur épaisseur de $0^{m}60$, étaient solides, puisque le propriétaire les avait exhaussés de 5 mètres en moyenne. Que reste-il d'ailleurs de ces anciennes maçonneries ? Nous indiquons par un trait pointillé, dans la façade latérale, toutes les parties qui ont été démolies pour l'ouverture des deux fenêtres. De l'autre côté, il existait un large portail qui occupait presque toute la façade principale ; ce portail était surmonté d'un arc de décharge en moellons mal appareillés. Tout cela a été démoli et remplacé en bonne maçonnerie, avec mortier de chaux de Bédarieux et sable de la Salesse.

On a dit aussi qu'il avait fallu étançonner pour faire la réparation, mais cette opération était absolument nécessaire pour permettre de démolir les parties inférieures de la construction et établir les nouvelles ouvertures, et elle a été bien faite, puisque après la réparation on ne voit pas la plus légère fissure dans les enduits intérieurs. D'ailleurs, d'après les renseignements qui nous ont été donnés, ce sont les meilleurs ouvriers de Saint-Pons qui ont dirigé et exécuté ce travail.

Ainsi, on semble croire que l'ancien bâtiment menaçait ruine ; or, dans ce local, on commence à déblayer à *la mine* et à niveler le sol, on éventre les murs pour établir de nouvelles ouvertures, on pratique dans ces murs 24 trous pour encastrer les poutres neuves, et après tout ce travail il ne se produit pas la moindre dégradation ; les murs conservent parfaitement leur aplomb, on ne voit pas la moindre fissure dans les plafonds, et c'est là surtout que l'on reconnaîtrait s'il s'est produit un mouvement après la réparation. Il y a bien une lézarde dans le haut au point C, mais cette lézarde insignifiante et très ancienne est en dehors du mur mitoyen; elle a dû se produire à l'époque de l'exhaussement, on n'aura pas suffisamment relié les maçonneries de l'exhaussement de 1870 avec les murs de l'habitation ; en faisant les crépissages extérieurs, on peut faire disparaître cette fissure en l'abreuvant avec du mortier fin.

Nous avons expliqué que l'on n'avait fait que les enduits intérieurs ; on se propose de faire les crépissages extérieurs avec du mortier hydraulique au commencement de la belle saison.

Le mur du côté du Nord est en partie adossé au

rocher ; on a appliqué sur la face intérieure de ce mur un enduit en ciment de Grenoble ; nous n'avons constaté sur ce point aucune trace d'humidité, mais il faut dire aussi que nous n'avons pas eu jusqu'ici de grandes pluies, nous pensons dans tous les cas que, pour garantir définitivement la salle du bas, il serait bon de pratiquer au pic une entaille de $0^{m}40$ à $0^{m}50$ dans le rocher le long du mur Nord ; on pourrait ménager dans le fond de cette entaille un petit aqueduc débouchant au point D du plan.

En résumé, nous sommes d'avis qu'après les réparations qui restent à faire, c'est-à-dire le petit drain dont nous venons de parler et le crépissage extérieur en chaux hydraulique avec refouillement des joints, le nouveau local ne laissera rien à désirer sous le rapport de la salubrité et de la solidité des constructions. »

M. *Blanc* propose, en conséquence, au Conseil d'émettre l'avis que l'immeuble affecté à l'école libre dont il s'agit, paraît présenter, tant au point de vue de la solidité qu'à celui de l'hygiène, toutes les garanties désirables ; mais qu'en vue d'en améliorer encore les conditions hygiéniques, il conviendrait de pratiquer, le long du mur Nord, une entaille de $0^{m}40$ à $0^{m}50$ avec aménagement, au fond de cette entaille, d'un petit aqueduc destiné à conduire les eaux loin de l'habitation.

Après quelques observations formulées par MM. *Hamelin* et *Marès*, auxquelles répond le rapporteur, le Conseil adopte la proposition de M. *Blanc*.

L'ordre du jour étant épuisé, la séance est levée.

SÉANCE DU 23 JUILLET 1896

Présidence de M. Mairet, *vice-président.*

Étaient présents : MM. Mairet, Baumel, Blanc, Czernicki, Espagne, Gilis, Hamelin, Leenhardt, Vigouroux et Sallèles.

Absents excusés : MM. Gay, Glaize, Mettrier et Pourquier.

M. *Sallèles* donne lecture du procès-verbal de la dernière séance, qui est adopté.

COMMUNE D'OLONZAC

Adduction d'eau

M. *Baumel* lit le rapport suivant :

La ville d'Olonzac est actuellement alimentée par une eau de mauvaise qualité (40° hydrotimétrique) que fournissent des puits dont la pollution est des plus faciles. Des épidémies, de fièvre typhoïde en particulier, ont sévi à plusieurs reprises sur la population avec une certaine intensité. Il n'existe, d'ailleurs, pas d'égouts, mais seulement des fosses d'aisance creusées en pleine terre.

La municipalité, émue de cet état de choses, vous présente aujourd'hui un projet d'alimentation d'eau.

Après en avoir fait étudier plusieurs autres, elle s'est arrêtée, avec tous les gens compétents et intéressés (ingénieurs, médecins, pharmaciens, vétérinaires) au projet que voici :

Au sud de la ville, non loin du Canal du Midi et sur sa rive gauche, entre les écluses d'Homps et d'Ognon, se trouvent plusieurs puits contenant une eau fraîche et abondante. C'est l'un d'eux, le puits Férail, qui serait utilisé dans le nouveau projet.

Un château d'eau serait construit au point de captation. Éloigné de 1,624 mètres d'Olonzac, ce point est en contre-bas de plusieurs mètres par rapport à cette localité ; aussi se propose-t-on d'amener l'eau de là dans un réservoir à deux loges qui sera construit à 1,102 mètres en amont d'Olonzac et sur l'un des plateaux du coteau communal de Montmain.

C'est, en définitive, à 27 mètres de hauteur qu'il faudrait élever l'eau à utiliser. Le débit en serait de 6 litres par seconde, ce qui donne une moyenne de 260 litres par habitant et par jour.

Du réservoir, l'eau serait amenée en ville par des conduites de 10 à 7 centimètres de diamètre; celles de refoulement variant de 15 à 12, tandis que celles d'aspiration auront un diamètre de 15 centimètres.

Un lavoir est compris dans ce projet. Son utilité ressort nettement de la mauvaise qualité de l'eau actuelle d'alimentation ainsi que de la pénurie extrême de celles que fournissent les deux petits ruisseaux d'Espène et d'Ognon entre lesquels est situé Olonzac.

De l'analyse chimique de l'eau à utiliser, faite par M. Jeanjean, directeur de l'École supérieure de pharmacie de Montpellier, il résulte que cette eau est de bonne qualité.

Enfin, l'analyse bactériologique pratiquée au laboratoire du Comité d'hygiène de France constate que cette « eau de qualité médiocre » est « susceptible néanmoins, faute d'autre meilleure, d'être utilisée pour l'alimentation. »

Votre rapporteur, Messieurs, étant d'avis que le projet soumis à votre appréciation réalise une amélioration notable sur l'état actuel des choses, vous propose de donner un avis favorable à la demande formulée par la commune d'Olonzac.

M. *Hamelin* demande au rapporteur dans quelles conditions ont été pris les échantillons d'eau destinés aux analyses qui ont été faites.

Il lui est revenu que dans une localité on avait expédié au laboratoire, où devait être pratiqué l'analyse, une autre eau que celle dont la captation était demandée.

M. *Baumel* répond qu'il résulte de l'examen du dossier que dans l'espèce la prise d'échantillons a été faite suivant les prescriptions indiquées par le Comité consultatif d'hygiène publique de France.

Les conclusions du rapport, mises au voix, sont adoptées.

COMMUNE DES MATELLES

Création d'un nouveau cimetière

M. *Blanc*, chargé d'examiner le projet présenté par la commune des Matelles, en vue de la création d'un nouveau cimetière, propose au Conseil d'émettre l'avis suivant :

Considérant que les terrains environnant le village des Matelles sont tous de nature argileuse et présentent, par conséquent, le défaut d'imperméabilité que les déposants à l'enquête ont reproché au terrain choisi par le conseil municipal, est d'avis : qu'il y a lieu d'autoriser la création d'un nouveau cimetière sur le terrain désigné par la municipalité des Matelles, mais aux conditions ci-après :

1° L'emplacement du cimetière sera pris en bordure du chemin de grande communication n° 3 sur toute la longueur de la parcelle n° 196, section A, du plan cadastral des Matelles, de façon à occuper la portion de cette parcelle où se trouve la plus grande épaisseur de terre meuble ;

2° La superficie du cimetière sera d'au moins 25 ares ;

3° Des drains destinés à recevoir et à écouler au loin les eaux tombant à la surface du cimetière seront placés, à 2 mètres de profondeur au moins au-dessous du sol au fond de tranchées creusées dans l'axe de toutes les allées principales du cimetière. Ces tranchées seront remplies de moellons ou de grosses pierrailles jusqu'à 10 centimètres au-dessous du sol des allées;

4° Une tranchée profonde sera creusée dans l'argile le long des côtés Nord, Est et Ouest du cimetière pour recevoir les eaux venant du mamelon qui domine le cimetière au Nord et les amener dans le fossé du chemin de grande communication n° 3 d'où elles pourront se rendre à la rivière du Lirou ;

5° Les déblais provenant de cette tranchée et de celles faites dans les allées seront répandus à la surface du cimetière pour augmenter la couche de terre meuble qui surmonte la couche d'argile compacte qui existe à une faible profondeur au-dessous du sol;

6° Un projet faisant connaître les dispositions adoptées pour satisfaire aux conditions qui précèdent et comprenant notamment des sections longitudinales et transversales du terrain, un plan côté indiquant la profondeur à laquelle se trouve la couche d'argile compacte au-dessous du sol, sur toute la superficie du cimetière, devra être soumis à l'examen du Conseil central d'hygiène avant l'exécution des travaux.

Un dessin de détail des drains à exécuter sous les allées sera également joint au projet.

Après les observations de MM. *Czernicki* et *Hamelin*, le Conseil décide qu'il y a lieu d'autoriser la création du cimetière dont il s'agit, sous les réserves indiquées par M. *Blanc*.

COMMUNE DE VIAS

Agrandissement du cimetière

M. *Blanc* communique au Conseil le dossier du projet présenté par la commune de Vias, en vue de l'agrandissement du cimetière, et fait connaître que l'examen des plans produits ne peut lui permettre de formuler des conclusions.

Le Conseil le prie, en conséquence, de vouloir bien procéder à une visite des lieux.

Buanderie. — Les sieurs Abbal et Cie

M. *Vigouroux* propose au Conseil d'émettre un avis favorable sur la demande présentée par les sieurs Abbal et Cie, à l'effet d'être autorisés à exploiter une buanderie à Montpellier, rue du faubourg Figuerolles, n° 43.

Adopté.

Au nom de M. *Gay*, empêché d'assister à la séance, M. *Sallèles* donne lecture des rapports suivants :

COMMUNE DE FAUGÈRES

Adduction d'eau

L'alimentation d'eau du village de Faugères est actuellement assurée par quelques citernes privées et par un puits communal située à 1,500 mètres de l'agglomération et en contre-bas de 52 mètres. Le Conseil municipal a résolu d'élever l'eau de ce puits à l'aide d'un moteur à vent et de l'amener au point culminant du village dans un réservoir, d'où partira une canalisation. Le projet paraît fort bien conçu au point de vue de l'art. Il me reste à examiner si l'eau est potable.

L'eau est bonne aux points de vue :

1° Du résidu fixe, voisin pourtant de la limite maxima que l'on attribue aux eaux potables;

2° De la perte de poids du résidu fixe chauffé au rouge;

3° Des chlorures;

4° De l'ammoniaque;

5° Des matières organiques ;

6° De l'analyse biologique : elle ne contient que 181 microbes par centimètre cube et ne renfermait, au moment de l'analyse, aucun microbe pathogène connu.

Par contre l'eau est suspecte aux points de vue :

1° Du degré hydrotimétrique total : 38° ;

2° Du degré hydrotimétrique après ébullition : 15° ;

3° Des nitrates : elle en contient 31 milligrammes ;

4° Des sulfates ;

5° De la chaux et de la magnésie.

Cette eau, en résumé, est de médiocre qualité au point de vue chimique : elle est un peu séléniteuse et magnésienne, et surtout renferme des nitrates. Il est regrettable que la commune n'en puisse avoir d'autres à sa disposition ; j'ignore si elle a fait des recherches pour en trouver.

Toutefois, ce puits alimente la commune depuis fort longtemps et, semble-t-il, sans inconvénients notables pour la santé publique. Le Conseil peut, en conséquence, donner son approbation à un projet qui constitue une amélioration de l'état actuel des choses.

Le projet dont il s'agit est l'objet, de la part de MM. *Czernicki* et *Hamelin*, de diverses critiques qui motivent une discussion entre les membres de l'Assemblée et à la suite de laquelle les conclusions du rapport sont mises aux voix.

Ces conclusions sont adoptées, mais le Conseil, tenant compte des observations formulées par MM. *Czernicki* et *Hamelin*, croit devoir engager la commune à rechercher si elle ne trouverait une source d'une eau meilleure. A défaut, il conviendrait de faire vérifier soigneusement si, dans les environs du puits actuel, il ne serait pas établi des dépôts de fumiers ou autres. Dans ce cas, il y aurait lieu de les éloigner, la composition de l'eau présentant en nitrates une quantité paraissant trop considérable.

Buanderie. — Le sieur Roux

La demande qui est soumise au Conseil a pour objet l'établissement d'une buanderie à Montpellier, rue Palissade, 2. Elle se présente appuyée d'un avis favorable du bureau municipal d'hygiène et de M. le Maire, mais, combattue par de très vives protestations émanant de propriétaires et habitants de cette rue. Nous l'examinerons au triple point de vue des principes légaux, des objections soulevées par les protestataires et des conditions réalisées par l'établissement projeté.

1° Les buanderies sont des établissements de troisième classe, qui, par définition, peuvent exister sans inconvénients auprès des habitations, mais doivent demeurer soumis à la surveillance de la police.

Le législateur leur a reconnu le seul inconvénient de provoquer l'altération des eaux. Cette objection ne peut être, dans l'espèce, opposée, puisque le système du tout à l'égout est pratiqué dans la rue Palissade, comme dans le reste de la ville, et sera appliqué à la dite buanderie.

2° Les protestataires ne pouvant soulever d'objections de principe ont invoqué des raisons de sentiment. Pour les uns, la buanderie, *dont l'utilité est contestable*, aggravera la situation sanitaire de la rue, déjà compromise *par un autre foyer d'infection à peu près similaire*, l'entrepôt de chiffons Rauzy, et, *si l'on ajoute à cela la fumée que produiront les machines de la buanderie, on verra comme il est peu agréable d'habiter une rue si déshéritée*. Pour d'autres rien ne pourra prévenir *les funestes effets des émanations du linge sale en état d'ébullition à l'époque des mois chauds et dans une rue aussi étroite*. L'un des réclamants redoute même *que le bruit qui se fera dans cet établissement n'empêche ses em-*

ployés, ainsi que lui-même, de travailler tranquillement.

Il suffit d'énoncer ces objections sans insister sur leur inanité. Une buanderie bien tenue ne peut en rien nuire à la bonne hygiène d'un quartier, pas plus à celle des maisons qui l'avoisinent, qu'à celle des immeubles situés à l'extrémité opposée de la rue.

3° Le projet soumis par le sieur Roux comporte une chaudière verticale de 2ᵐ20 de hauteur, 2 cuviers à lessive, 5 bassins-lavoirs, 1 séchoir couvert et 1 séchoir à l'air libre. L'installation paraît bien comprise. Pourtant les indications de détail font défaut dans la demande écrite, aussi bien que sur le plan annexé. Aucun renseignement n'est fourni sur le nombre des places que comporteront les lavoirs, sur la quantité approximative de linge qui pourra être traité quotidiennement, sur les dispositifs qui amènent l'écoulement des eaux, pas plus que sur les aménagements du local, son pavage, sa couverture, son aération, etc. C'est pourquoi j'ai l'honneur de vous proposer de n'émettre un avis favorable que sous réserve des conditions imposées aux industries de ce genre, en émettant le vœu que ces conditions soient exprimées dans l'arrêté d'autorisation.

Adopté.

Buanderie. — Le sieur Caizergues

Le sieur (Léon) Caizergues demande l'autorisation d'installer une buanderie au Pont-Juvénal, sur les bords du Lez. L'enquête de la police, l'avis du bureau d'hygiène et de la mairie sont favorables. Aucune protestation ne s'est produite.

Par contre, le dossier de la demande est incomplet. Il ne contient pas le plan détaillé de l'établissement, ni aucun renseignement utile. Je propose une approbation mitigée pas les mêmes réserves que ci-dessus.

Adopté.

Au nom de M. *Glaize*, M. *Sallèles* donne lecture des rapports suivants :

Entrepôt de peaux fraîches et atelier de salaisons. Le sieur Étienne.

Le sieur Étienne (Léonce) demande à établir dans la commune et la ville de Lunel, un dépôt de *peaux fraîches* avec atelier de salaisons.

L'enquête de *commodo et incommodo* a soulevé de nombreuses protestations.

Il n'est pas douteux qu'un atelier de cette nature offre au point de vue de la commodité des habitations voisines de graves inconvénients. Les peaux fraîches sont apportées par les bouchers sans être débarrassées des restes de chair qui ne peuvent manquer d'y demeurer attachés; il faut les racler dans les lieux où elles doivent être entreposées, les saler, les sécher ; toutes ces opérations ne s'accomplissent pas sans dégager des odeurs désagréables ; sans attirer les mouches d'espèce incommode et parfois malfaisante : toute négligence dans l'entretien de la propreté la plus grande peut offrir des dangers pour la salubrité publique.

M. Étienne (Léonce) se borne à dire comme renseignements touchant les mesures de salubrité et de propreté qu'il a l'intention de prendre, ceci : « que les marchandises proviennent de l'abat des diverses boucheries et ne subissent chez lui aucune manipulation *autre que les soins nécessaires pour leur bonne conservation.* »

Si l'on remarque que l'établissement projeté est contigu à des cours dépendant des immeubles voisins, on ne pourra s'empêcher de penser que le pétitionnaire n'a point fourni des renseignements suffisants sur les conditions dans lesquelles il entend exercer son industrie. Il faudrait qu'il justifiât que les précautions par lui prises font disparaître les inconvénients plus haut signalés; en l'absence de toute justification de cette nature nous concluons au rejet de sa demande, ou tout au moins à un renvoi, à une autre session, en attendant les susdites justifications.

Le Conseil décide que le pétitionnaire sera invité par l'Administration à fournir les renseignements réclamés par le rapporteur.

Ateliers de salaisons.
Les sieurs Moular et Joly.

Le sieur Moular (Simon) sollicite l'autorisation d'établir un atelier de salaisons à Cette, quai de la Ville, 46.

Une enquête de *commodo et incommodo* a été faite aux formes de droit. Le procès-verbal de clôture constate qu'il n'a été fait aucune opposition.

En conséquence, nous vous proposons d'accueillir favorablement la demande du sieur Moular, à condition qu'il se conformera aux prescriptions auxquelles sont soumises, d'après vos usages, les autorisations de même nature.

Adopté.

Le sieur André Joly sollicite l'autorisation d'établir un atelier de salaisons à Cette, quai de la Ville, n° 41.

L'enquête de *commodo et incommodo* n'a amené qu'une protestation émanant d'un certain nombre de propriétaires et locataires d'immeubles sis dans la Grand'Rue et le quai de la Ville.

Nous ferons observer que la demande est appuyée d'une protestation inverse, combattant les conclusions de la précédente.

Nous ajouterons qu'une demande formée dans les mêmes conditions par le sieur Moular n'a rencontré aucune opposition. Or le sieur Moular demande à établir son atelier dans la même île où le sieur André Joly a l'intention d'établir le sien.

Dans ces conditions et sous la réserve de l'observation des prescriptions d'usage, nous concluons à l'obtention de l'autorisation demandée.

Adopté.

Dépôt de dynamite à Cette

Au nom de M. *Mettrier*, M. *Sallèles* donne lecture du rapport suivant :

A la date du 22 avril 1896, MM. les Ingénieurs du service maritime ont demandé l'autorisation d'établir un dépôt de dynamite de 1re catégorie dans une casemate du musoir ouest du brise-lames du port de Cette. Ils exposent que cette casemate est éloignée de toute habitation, qu'elle est située sur une partie isolée que ne fréquentent guère les promeneurs, et qu'elle est contiguë au logement d'un gardien qu'une sonnette d'alarme avertit de toutes les tentatives d'effraction. En dehors de ce logement, la jetée ne renferme pas d'autres habitations que celles des gardiens du phare et du lazaret, situées à plus de cent mètres de distance. MM. les Ingénieurs joignent à leur demande les plans réglementaires.

Cette demande, soumise aux enquêtes dans les communes de Cette et de Frontignan, n'a provoqué qu'une opposition : elle émane de M. le Maire de Cette, qui s'appuie sur ce que le brise-lames est un but de promenade et que les barques y abordent et s'y abritent, et sur ce que l'explosion du dépôt pourrait détruire la jetée et obstruer l'entrée du port. Toutefois M. le Maire estime que, si le dépôt est indispensable, il y a lieu de le maintenir dans les conditions provisoires actuelles.

Il est certain qu'un dépôt de dynamite est indispensable pour les travaux importants qui s'exécutent chaque année dans le port de Cette ; toute la question est de savoir si l'on peut trouver un meilleur emplacement que celui proposé (et utilisé depuis bien des années), et s'il y a lieu d'exiger, quant à ses conditions d'établissement et de fonctionnement, des garanties supplémentaires.

En ce qui concerne l'emplacement, nous n'hésitons pas à dire que ce local, situé en pleine mer, et par suite complètement isolé, est bien préférable à tout autre qu'on pourrait choisir à terre, sur les flancs ou au pied de la montagne de Cette; M. le Maire semble lui-même reconnaître que, s'il doit être maintenu, c'est encore là qu'il est le mieux. D'ailleurs, contrairement à ce que dit ce magistrat, les barques ne peuvent pas aborder à cette extrémité de la jetée. On dispose donc là d'un endroit très écarté et naturellement défendu contre les tentatives d'effraction ou autres, et, surtout dans une localité telle que Cette, ce point de vue présente une importance capitale.

Il importe toutefois de remarquer que la casemate proposée ne remplit pas, comme construction, les conditions qu'il est d'usage d'imposer aux dynamitières à ciel ouvert, et qui sont les suivantes : 1° construction légère n'offrant pas de résistance sérieuse en cas d'explosion, notamment toiture très légère; 2° levée en terre damée, plus haute d'un mètre que le bâtiment et l'entourant en entier; 3° mur en maçonnerie entourant la levée; 4° logement du gardien défendu lui-même contre toute explosion par une levée spéciale; 5° moyens d'aérage assurés, enduit contre l'humidité, double porte, communication électrique avec le gardien.

Pour assurer à la dynamitière de Cette des garanties aussi équivalentes que possible à celles précitées, nous pensons qu'il faut :

1° Substituer à la voûte actuelle de la casemate, de 0m60 d'épaisseur, une voûte plus légère n'offrant pas de résistance sérieuse; 2° interdire complètement au public, par un haut mur de maçonnerie, l'accès des 50 mètres de la jetée les plus voisins de la dynamitière, dans la direction du lazaret; 3° transporter le logement du gardien dans une casemate non contiguë à celle affectée au dépôt, de manière qu'il en soit séparé, non seulement par l'épais mur de (2m50) de cette dernière, mais encore par une casemate vide; 4° réaliser les moyens d'aérage et de fermeture prévus ci-dessus en remplaçant la communication électrique habituellement imposée par une communication mécanique d'un fonctionnement plus sûr au milieu de la mer.

Sous ces réserves, nous sommes d'avis d'autoriser le dépôt demandé, la quantité maximum de dynamite étant fixée à 200 kilog., chiffre qui nous a été donné comme suffisant.

Nous ferons remarquer, en terminant, qu'on pourrait se conformer strictement aux conditions habituelles en construisant le dépôt en plein air, sur la plateforme même du musoir circulaire, là on pourrait l'entourer de tous les murs ou levées ordinairement prescrits. Malheureusement une telle situation ne serait pas d'un usage pratique, car, lors des gros temps, les lames déferlent par-dessus cette plate-forme, et elles viendraient retomber sur la toiture même du dépôt. Aussi ne nous sommes-nous pas arrêté à cette solution.

Les conclusions de ce rapport mises aux voix sont adoptées.

Vacheries

Au nom de M. *Pourquier,* M. *Sallèles* propose au Conseil d'émettre des avis favorables, sous les réserves et conditions d'usage, sur les demandes présentées:

1° Par la dame Cartayrade, en vue d'être autorisée à établir une vacherie, à Montpellier, route de Ganges, section A, parcelle n° 388 du plan cadastral;

2° Par le sieur Gache, en vue d'être autorisé à établir une vacherie, à Montpellier, campagne Gros, quartier dit de « Font d'Aurelles », chemin de la Croix de Lavit, section A du plan cadastral;

3° Par le sieur Girard, en vue d'être autorisé à établir une vacherie, à Montpellier, rue Legendre-Hérail, faubourg Figuerolles;

4° Par le sieur Chanut, en vue d'être autorisé à établir une vacherie, à Montpellier, rue de l'Ecole-Normale, n° 3;

5° Par le sieur Maujac, en vue d'être autorisé à établir une vacherie, à Montpellier, quartier dit « de la Cavalade », campagne Menel;

6° Par le sieur Crespin, en vue d'être autorisé à établir une vacherie, route de Palavas, maison Bouniol;

7° Par le sieur Chayrigués, en vue d'être autorisé à établir une vacherie, à Montpellier, chemin de la fontaine de Lattes au Pont-Juvénal;

8° Par le sieur Coste, en vue d'être autorisé à établir une vacherie, à Montpellier, rue Rigaud, n° 11;

9° Par le sieur Paret-Gris, en vue d'être autorisé à établir une vacherie, à Montpellier, rue Bourgoin, n° 33;

10° Par le sieur Delsol, en vue d'être autorisé à établir une vacherie, à Montpellier, rue des Grenadiers, n° 6.

Adopté.

En ce qui concerne la demande présentée par le sieur Baffié, en vue d'être autorisé à établir une vacherie, à Montpellier, rue Jardin-de-la-Reine, n° 9, M. Pourquier estime que le Conseil ne peut proposer l'accueil de cette demande que sous la réserve formelle que le pétitionnaire établira deux cheminées d'appel dans sa vacherie et une fosse à purin étanche avec un conduit permettant au trop-plein de se déverser dans l'égout.

Adopté.

Porcherie

Toujours au nom de M. *Pourquier*, M. *Sallèles* propose au Conseil de faire inviter la dame Coutery à produire un plan des dispositions intérieures de sa porcherie et de fournir, en outre, des indications précises sur les conditions dans lesquelles il sera procédé à la nourriture des animaux.

Adopté.

M. *Sallèles* donne lecture des rapports suivants :

Entrepôt de pétrole. — Le sieur Arnaud

Le sieur Arnaud s'est mis en instance en vue d'être autorisé à établir un dépôt de pétrole de 7 à 7,500 litres, sur le territoire de la ville de Montpellier, rue Eugène (Cité Pasquier).

Il résulte de l'instruction à laquelle il a été procédé et des déclarations du pétitionnaire que les liquides qu'il se propose d'emmagasiner dans ledit entrepôt sont compris dans la 2e catégorie. En conséquence, aux termes du décret du 19 mai 1873, l'établissement projeté est rangé dans la 3e classe des établissements dangereux, insalubres ou incommodes.

L'enquête à laquelle il a été procédé, n'ayant rencontré aucune opposition de la part des voisins de l'immeuble qui doit être affecté au dépôt dont il s'agit, et suivant l'avis de M. le Maire de Montpellier, j'ai l'honneur de vous proposer, Messieurs, d'émettre un avis favorable sur cette demande sous réserves des conditions d'exploitation imposées par le décret précité.

Adopté.

Distillerie de plantes aromatiques.
Le sieur Causse.

Le sieur Causse (Paul) sollicite l'autorisation d'établir une distillerie de plantes aromatiques, sur le territoire de la commune de Montarnand, section C, parcelle n° 355 du plan cadastral.

Le Maire de cette commune a procédé à une enquête qui n'a motivé aucune réclamation de la part des habitants de la localité et il propose, en conséquence, d'accorder l'autorisation sollicitée à la condition que la cheminée de la distillerie sera suffisamment élevée, afin que les fumées n'incommodent pas le voisinage.

J'ai l'honneur de vous proposer, Messieurs, de vouloir bien émettre un avis favorable sur cette demande, sous la réserve indiquée et les conditions d'exploitation imposées aux établissements de ce genre.

Adopté.

Four à chaux permanent.
Le sieur Chanson.

Le sieur Chanson (Jacques) sollicite l'autorisation d'établir un four à chaux permanent, sur le territoire de la commune de Saint-Bauzille-de-Putois, parcelle n° 392 de la section E du plan cadastral.

L'enquête à laquelle il a été procédé dans cette commune n'a rencontré aucune opposition et le Maire a, à la suite du procès-verbal de ladite enquête, formulé des propositions tendant à l'accueil de la demande présentée par le sus-nommé.

J'ai l'honneur de vous proposer, Messieurs, de vouloir bien, sous les réserves imposées aux établissements de ce genre, émettre un avis favorable sur le projet dont il s'agit.

Adopté.

L'ordre du jour étant épuisé la séance est levée.

SÉANCE DU 16 DÉCEMBRE 1896

Présidence de M. Mairet, *vice-président.*

Étaient présents : MM. Mairet, Baudier, Blanc, Czernicki, Espagne, Gay, Glaize, Hamelin, Leenhardt, Marès, Mettrier, Pezet, Vigouroux et Sallèles.

Absent excusé : M. Baumel.

M. *Sallèles* donne lecture du procès-verbal de la dernière séance, qui est adopté.

M. *Gay* lit les rapports suivants :

COMMUNE DE CASTRIES

Alimentation d'eau

Le village de Castries est alimenté par le trop-plein de l'aqueduc du Château ; l'usage de ce trop-plein lui a été concédé en 1831, pour une période de soixante-dix ans.

Le traité arrivera bientôt à expiration. En outre, la ressource qu'il lui assure, suffisante en temps ordinaire, ne l'est plus pendant les époques de sécheresse. En vue de remédier à toute pénurie, la commune a dressé un projet double dont les dispositions générales sont les suivantes :

Il sera construit un réservoir de collection et de distribution au lieu culminant dit la Taillade.

Ce réservoir sera alimenté en temps normal par le trop-plein de l'aqueduc, qui y sera amené par une conduite en grès cérame de 190 mètres de longueur. Le débit de ce trop-plein atteint 130 mètres cubes par vingt-quatre heures, soit 108 litres par habitant.

Quand l'aqueduc ne fournira pas un débit suffisant, le réservoir sera alimenté par une prise d'eau au puits dit de la Cadoule, situé en contre-bas dans le lit du ruisseau de ce nom. L'eau y sera amenée par une pompe à vapeur et une conduite de refoulement en fonte de 742 mètres de longueur. Le débit atteint 300 litres par minute. Une conduite de distribution en fonte et grès alimentera dix bornes-fontaines.

Le plan des travaux a été soumis à l'examen du service des ponts et chaussées qui l'a approuvé après lui avoir fait subir quelques modifications.

Il nous reste à examiner si la qualité des eaux légitime la dépense.

Les deux eaux amenées de l'aqueduc et du puits de la Cadoule ont été examinées aux points de vue chimique et bactériologique par M. Henry, professeur au lycée d'Alais.

Les deux eaux doivent être déclarées bonnes aux points de vue :

	Cadoule	Aqueduc
1° du résidu fixe à 100°	0,385	0,355
2° des produits volatiles au rouge....	0,056	0,053
3° du degré hydrotimétrique total.. .	26°	24°
4° de l'acide sulfurique combiné.....	traces	traces
5° du chlore combiné	0,016	0,014
6° de l'acide carbonique libre.......	18 cc	17 cc
7° du carbonate de chaux	0,172	0,165
8° des sels de chaux autres que le carbonate	0,012	0,011
9° de la magnésie..................	0,014	0,014
10° des matières organiques : oxygène pris au permanganate.........	0,0008	0,0006
11° de la flore bactérienne : colonies..	600	400

C'est-à-dire à presque tous les points de vue.

Ces colonies ne sont pas liquéfiantes et ne montrent aucun microbe pathogène.

Ces deux eaux contiennent seulement des traces de nitrates, mais cette note discordante est compensée par les bonnes qualités énumérées d'autre part et ne suffit pas à elle seule pour rendre l'eau suspecte.

En conséquence j'ai l'honneur de vous proposer d'approuver le projet d'alimentation d'eau qui vous est soumis.

Adopté.

COMMUNE DE LACOSTE

Adduction d'eau

La commune de Lacoste, imparfaitement alimentée en eau potable par des citernes remplies d'eau pluviale, se propose de capter et d'amener les eaux de la source Combes, située à un kilomètre environ du village et près du ruisseau Nego-Saumo, sur le territoire de la commune de Clermont-l'Hérault.

Un avant-projet a été établi par la maison Bollée, du Mans ; il comporte l'installation d'un bélier hydraulique, la construction de deux réservoirs de refoulement et de distribution, celle d'un abreuvoir et d'un lavoir publics, et enfin l'établissement de quelques bornes-fontaines.

Le devis relatif à la seule installation du bélier avec sa tuyauterie, non compris les maçonneries, atteint la somme de 9,200 francs ; il faudra, en outre, pourvoir à l'acquisition de la source Combes, à la construction des maçonneries nécessaires au bélier, de deux réservoirs, de l'abreuvoir et du lavoir, tous travaux qui ne sont pas prévus au projet qui nous est soumis. Une telle dépense est-elle légitimée par la valeur de l'eau à amener ?

Le dossier est muet au sujet de l'analyse chimique.

Mais l'analyse bactériologique, due au Dr Poujol, chef de laboratoire à la Faculté de médecine, suffit pour asseoir notre opinion. Dans cette eau, il a été trouvé 250 à 300 bactéries et 300 moisissures par centimètre cube, nombre assez élevé, surtout en ce qui concerne les moisissures. Parmi les bactéries, certaines liquéfient la gélatine et donnent des produits malodorants; enfin, remarque plus grave encore, le *Bacterium coli commune* figure parmi elles, ce qui veut dire, en langage vulgaire, que l'eau est souillée par des matières fécales.

La cause d'une telle contamination paraît résider dans l'infiltration des eaux de surface, infiltration que doit favoriser la faible épaisseur de la couche de terre superposée à la nappe aquifère au voisinage immédiat de la source.

Le Conseil d'hygiène ne peut approuver l'utilisation de cette source, au moins dans les conditions actuelles de son captage.

Adopté.

COMMUNE DE VIAS

Agrandissement du cimetière

M. *Blanc* donne lecture du rapport suivant :

Dans sa séance du 31 août 1895, le Conseil départemental d'hygiène, s'occupant pour la troisième fois du projet d'agrandissement du cimetière de la commune de Vias, a émis à son sujet l'avis suivant :

Le Conseil,

Considérant que le cimetière est situé trop à proximité des maisons d'habitation et des nombreux puits qui existent dans cette partie du village ;

Que le sol dans lequel se font actuellement les inhumations est trop humide et qu'il y aurait avantage à l'abandonner ;

Considérant, d'autre part, qu'il existe dans la commune de Vias, notamment le long du chemin d'intérêt commun n° 37, à une distance d'environ 1 kilomètre de l'église, des terrains très favorables pour la création d'un nouveau cimetière ;

Émet l'avis :

Qu'il n'y a pas lieu d'approuver le projet d'agrandissement du cimetière actuel de la commune de Vias, et qu'il est préférable d'inviter la municipalité à procéder à son déplacement.

Notifié à la municipalité de Vias, cet avis a provoqué de sa part, à la date du 10 décembre 1895, la délibération dont la teneur suit :

« Le Conseil municipal de Vias, considérant que le Conseil d'hygiène a été mal renseigné, surtout en ce qui concerne le nouvel emplacement choisi le long du chemin d'intérêt commun n° 37, où se trouve précisément la source qui alimente le village, et dont le sous-sol formé par un tuf très dur, ne peut convenir pour les inhumations.

» Considérant, d'autre part, que l'agrandissement du cimetière est de toute urgence et n'entraînera qu'une faible dépense, maintient la délibération du 24 mai 1894, votant l'agrandissement du cimetière actuel, et demande qu'il soit procédé, dans le plus bref délai, à un supplément d'enquête ; et laisse au Conseil d'hygiène la responsabilité des inconvénients fâcheux qui peuvent se produire par le manque de terrain pour les inhumations. »

Cette délibération est parvenue à l'Administration appuyée d'un rapport de M. le Sous-Préfet de Béziers faisant ressortir que le cimetière de la commune de Vias est à plus de la distance légale de l'agglomération du village ; que les puits situés à proximité du cimetière appartiennent à des jardins et ne servent pas à l'alimentation des habitants du village ; que la pente générale du terrain sur lequel est bâti le village tend à éloigner de ce dernier les d'infiltrations du cimetière, lesquelles ne peuvent avoir dès lors aucune action nocive sur les eaux potables ; enfin, qu'il est très difficile de se procurer à l'entour du village de Vias un terrain présentant des conditions d'hygiène et de salubrité plus grandes.

Dans cette situation, M. le Préfet a pensé qu'il y avait lieu de faire droit à la demande du Conseil municipal de Vias, et il a décidé que le projet d'agrandissement du cimetière de ladite commune serait l'objet d'un supplément d'enquête.

Chargé de procéder à ce complément d'information, je me suis rendu à Vias le 16 décembre dernier, après avoir prévenu le maire de ma visite.

Voici les constatations que j'ai été amené à faire au cours de cette visite, en présence de ce magistrat :

Une fosse de 2 mètres de profondeur, prête à recevoir un cercueil, venait d'être creusée dans la partie N.-E. du cimetière ; elle ne contenait point d'eau, et les terres formant ses parois ne présentaient rien d'anormal sous le rapport de l'humidité. Il m'a paru que le sol du cimetière était propice aux inhumations.

Dans le puits peu profond qui existe à l'angle N.-O. du cimetière, les eaux étaient à 2m30 en contre-bas du sol. Dans les puits du voisinage les eaux étaient à 3m50 de profondeur au-dessous du même niveau.

Mais, tandis que ces derniers puits sont alimentés par une nappe d'eau très abondante, qui règne à 3m50 au-dessous du sol, le puits du cimetière est plutôt une sorte de puisard ou de citerne sans revêtement, dans lequel viennent se réunir les eaux tombant à la surface du cimetière.

Les eaux que contient le puits du cimetière ne sont donc pas les mêmes que celles qui alimentent les puits extérieurs : mais n'existe-t-il aucune communication entre elles ? — Il serait, je crois, téméraire de le prétendre ; et j'estime, en tout cas, qu'on ferait sûrement mieux de ne pas employer à l'alimentation les eaux des puits voisins du cimetière.

D'après les documents qu'il a eu en mains, M. le

Sous-Préfet a été induit à penser qu'il en était ainsi ; mais j'ai pu me convaincre du contraire sur les lieux mêmes.

Si certains de ces puits ne sont utilisés que pour les bestiaux et le jardinage, il en est d'autres, notamment celui de la parcelle n° 586 (la plus rapprochée du cimetière), et ceux des parcelles 590 à 594 qui servent à l'alimentation des personnes qui habitent ces parcelles.

Ces personnes n'ont pas d'autre eau pour boire et n'en consomment pas d'autre.

Il y a donc là une situation qui, en apparence du moins, serait des plus dangereuses.

Cependant je dois déclarer que je n'ai pas entendu dire que les maladies aient été plus fréquentes aux abords du cimetière de Vias que dans les autres parties du village.

Quant aux terrains propices à la commune comme pouvant bien se prêter à la construction d'un cimetière nouveau, ce ne sont pas ceux sur lesquels se trouve la source qui alimente le village ; ce sont les terrains situés à droite du chemin d'intérêt commun n° 37, en contre-bas de ceux visés par le Conseil municipal, et dont la partie générale se dirige de l'Ouest à l'Est, vers la vallée de l'Hérault.

Dans ces terrains, rien ne s'oppose à ce que des trous soient creusés à la profondeur voulue, et il n'est pas à craindre que les eaux de pluie tombant à sa surface viennent souiller les eaux qui servent à l'alimentation du village, mais je reconnais qu'ils sont un peu éloignés du village et rendront assez pénible le transport des corps.

Tenant ces renseignements, le Conseil appréciera s'il doit revenir sur l'avis qu'il a émis au sujet du projet d'agrandissement du cimetière de Vias.

Après les observations de MM. *Hamelin*, *Marès* et *Czernicki*, le Conseil, confirmant l'avis qu'il a émis dans sa séance du 31 août 1895, propose à nouveau le rejet de la demande du Conseil municipal de la commune de Vias, tendant à l'agrandissement du cimetière.

Chantiers de bois à brûler

M. *Hamelin* lit le rapport suivant :

Vous êtes invités par M. le Préfet à donner votre avis sur le bien-fondé d'une requête présentée par la Chambre syndicale des marchands de bois à brûler de Paris, en vue d'obtenir que les chantiers de bois à brûler dans les villes soient déclassés et ne figurent pas, à l'avenir, dans la nomenclature des établissements dangereux, insalubres ou incommodes, où ils sont rangés dans la 3e catégorie (Décret du 3 mai 1886).

De l'enquête faite par M. le Préfet, il résulte qu'il n'existe dans le département de l'Hérault aucun établissement de cette nature.

Bien que sans importance actuelle pour le département, la question mérite cependant d'être examinée par vous soigneusement : d'une part, elle est d'un intérêt général, et c'est pour cela que M. le Ministre du Commerce, de l'Industrie, des Postes et des Télégraphes, vous la soumet. D'autre part, s'il n'y a pas en ce moment d'entrepôt de bois à brûler dans le département, il pourrait s'en établir dans l'avenir.

A l'appui de leur demande, les marchands de bois à brûler font valoir trois sortes de considérations :

1° Non seulement les chantiers de bois à brûler ne dégagent plus d'odeurs, depuis qu'on ne se sert plus du flottage comme moyen de transport, mais encore l'expérience aurait démontré que le danger d'incendie est nul. Jamais un incendie ne se serait développé dans un chantier de bois à brûler; un établissement de ce genre serait même réfractaire à l'extension d'un incendie communiqué, par suite du défaut d'aération des piles de bois.

2° Les dépôts de madriers, de bois de sciage, de planches de voliges; les magasins de fourrage, ne seraient pas compris dans les établissements classés, et cependant, en raison de l'espace qui existe entre les planches, les dangers d'incendie sont bien grands.

3° Les précautions qu'on exige pour les chantiers obligent à louer des emplacements plus étendus que ceux qui sont absolument nécessaires et viennent augmenter les frais généraux.

Les faits, soigneusement choisis dans un laps de temps de soixante ans (depuis 1836) par les auteurs de la pétition, et cités, naturellement, sans indication des circonstances de température, de direction et d'intensité du vent, par exemple, qui pourraient expliquer la non-propagation, à des chantiers de bois, d'incendies ayant éclaté dans le voisinage, ne sauraient détruire cette constatation : que les bois à brûler sont (ou devraient être) des matières combustibles, alors surtout qu'ils sont coupés au moins depuis deux ans. Les bûches peuvent être tassées, mais lors même qu'elles formeraient des cylindres réguliers — ce qui n'est pas — elles laissent toujours un certain intervalle entre elles, et si l'air arrive peu dans l'intérieur des piles de bois, il circule cependant; en outre, il agit plus ou moins violemment dans le cas de grand vent, sur les parties extérieures de ces piles. Les conditions nécessaires au développement d'un incendie peuvent donc se trouver dans un chantier de bois à brûler.

Enfin, il est permis de supposer avec quelque vraisemblance que les précautions imposées par l'administration, pour l'établissement de ces sortes de chantiers, ne sont pas étrangères au petit nombre de sinistres qu'ils présenteraient.

Relativement au second argument, visant la liberté laissée aux dépôts de madriers, de bois de sciage, aux magasins de fourrage, etc., il rappelle que cette inégalité devrait disparaître ; mais, à notre avis, ce serait par la mise de ces dépôts dans la catégorie des établissements dangereux. La catastrophe arrivée à Marseille dans ces dernières années, par suite de l'incendie du chantier de la maison Gayraud (je crois) plaiderait en faveur de l'assimilation de ces chantiers aux dépôts de charbon de bois dans les villes, de déchets de matières filamenteuses, etc., placés dans la 3e classe par le décret du 3 mai 1886.

La nécessité d'une autorisation pour l'ouverture d'un chantier de bois à brûler ne constitue pas une entrave sérieuse, mais ce sont les précautions imposées qui obligent à louer des emplacements plus étendus, etc. Or, si l'on examine ces précautions, on voit qu'elles consistent uniquement, en dehors de certaines mesures visant l'humidité des bois flottés (qui d'après les pétitionnaires ne seraient plus en usage) et de la construction de murs extérieurs de trois mètres de hauteur — à exiger une distance de trois mètres entre les piles et les murs extérieurs, à limiter la hauteur des piles et à interdire de faire du feu dans les chantiers. Ces prescriptions ne paraissent pas excessives et répondent à des préoccupations légitimes.

J'ai donc l'honneur, Messieurs, de vous proposer de répondre à M. le Préfet qu'à votre avis il n'y a pas lieu de modifier le classement des chantiers de bois à brûler.

Les conclusions de ce rapport, mises aux voix, sont adoptées.

M. *Mairet*, vice-président, obligé de quitter la séance, délègue M. Hamelin pour la présider.

M. *Mettrier* donne lecture du rapport suivant :

Dépôt de dynamite à Graissessac

La Compagnie des mines de Graissessac a demandé, le 19 juin 1896, l'autorisation d'établir un dépôt de dynamite d'une contenance maxima de 500 kil., au tènement de la Rioyre, dans la commune de Graissessac.

Le projet qu'elle présente est destiné à être substitué à un projet dressé en 1895, un emplacement plus favorable que celui primitivement choisi ayant été trouvé depuis lors.

Alors que l'ancien emplacement était situé à 250 mètres du village de Graissessac et juste en face, sur le flanc opposé de la vallée et à 50 mètres en contre-haut des maisons les plus basses, le nouvel emplacement débouche au fond d'un ravin, en un point d'où l'on ne peut apercevoir sur la droite que les toitures de deux maisons du village, distantes de 190 mètres, et sur la gauche que celle d'une maison, distante de 225 mètres, et appartenant à la Compagnie des Mines. Comme, dans l'un et l'autre projet, le dépôt est constitué par une galerie souterraine, au fond de laquelle est emmagasiné l'explosif, on peut dire que, dans le premier cas, ce dépôt constituait une sorte de bouche à feu braquée sur les maisons de Graissessac, sans danger sérieux, il est vrai, à cause de la distance qui l'en séparait et de la forte levée de terre qui masquait son orifice, tandis que celui d'aujourd'hui ne présente pour objectif, ainsi que le montre la photographie jointe au dossier, qu'un flanc à peu près inculte de montagne.

Bien qu'on soit plus près du village que dans le premier projet, — la maison la plus voisine n'est distante que de 147 mètres, mais elle est complètement abritée par le flanc du ravin, — l'orientation toute différente de la galerie donne donc un grand accroissement de sécurité.

Il n'y a pas d'ailleurs à craindre que les terres de recouvrement soient projetées lors d'une explosion, c'est-à-dire, pour continuer notre assimilation, que la bouche à feu ne vienne à éclater ; l'épaisseur des grès formant recouvrement au-dessus de la chambre est en effet de 18 mètres, alors que la formule de Burgoyne, qui donne une relation entre la charge en explosif et la hauteur de recouvrement, n'exige que 13 mètres. Il n'y a donc aucune crainte à avoir pour le chemin de Graissessac à Bédarieux qui passe au-dessus de la galerie.

Les dispositions de détail sont bien étudiées ; la galerie fait deux coudes très prononcés entre l'entrée et la chambre de dépôt, et on a prévu un puits d'aérage à son extrémité et un cavalier protecteur à son entrée.

Nous proposons donc au Conseil d'émettre un avis favorable au projet présenté. Aucune opposition n'a été formée lors de l'enquête, et les explications que nous avons données au cours du présent rapport montrent que les deux objections présentées par le Conseil d'hygiène de Béziers (trop grande proximité du village et trop faible épaisseur des terres de recouvrement) ne sont nullement fondées.

Adopté.

M. *Glaize* donne lecture des rapports suivants :

Dépôt de peaux et atelier de salaisons à Lunel. Le sieur Etienne (Léonce).

Le sieur Etienne (Léonce) demande d'être autorisé à établir dans un immeuble qui lui appartient, sis dans un faubourg de la ville de Lunel, un entrepôt de cuirs et de peaux bruts. Cet établissement comprendrait un magasin pour le salage des peaux, un séchoir, et un entrepôt de peaux sèches.

L'enquête a amené de nombreuses protestations ; d'autres protestataires dont la signature n'est pas légalisée se sont joints aux premiers ; de son côté le demandeur a produit la déclaration de nombreux voisins déclarant qu'ils ne s'opposent nullement à l'autorisation demandée ; mais nous ferons observer que les signatures ne sont pas légalisées.

MM. le Maire et le Commissaire de police de Lunel ont donné un avis favorable à l'autorisation.

M. Etienne n'avait pas joint à sa demande primitive une description des installations de ses divers magasins, et vous aviez suspendu votre décision jusqu'à ce qu'il se fût expliqué à cet égard. Depuis il s'est engagé à faire écouler les eaux du salage dans les égouts par un canal souterrain ; à cimenter le sol de ses magasins, à cimenter les parois jusqu'à une hauteur de 2m 50, à garnir enfin les ouvertures de treillages fins interdisant l'accès aux mouches, et à répandre des poudres insecticides sur le sol de ses magasins.

En outre, il fait observer que toutes les ouvertures de son établissement industriel prennent jour sur des immeubles à lui appartenant, et sur des cours vastes qui séparent ses immeubles des immeubles voisins.

Dans ces conditions, nous estimons que les craintes manifestées par les protestataires cessent d'être fondées, et nous vous proposons d'émettre un avis favorable.

Adopté.

Four à chaux permanent à Nissan.
Le sieur Rouanet (Henri).

Le sieur Rouanet (Henri), entrepositaire de plâtre, sollicite l'autorisation de construire un four à chaux sur la parcelle n° 335 de la section K du plan cadastral de la commune de Nissan.

Sa demande est appuyée par un avis favorable du Maire de la commune et un avis favorable du Conseil d'hygiène de l'arrondissement de Béziers.

Les conclusions de ce conseil se trouvent au dossier ; nous vous proposons d'y adhérer et d'émettre, sous les réserves qu'elles contiennent, un avis favorable.

Adopté.

M. *Sallèles* lit le rapport suivant :

Fabrique d'engrais et atelier d'équarrissage à Clermont-l'Hérault. Le sieur Millau (Marius).

Le sieur Millau (Marius) s'est mis en instance en vue d'être autorisé à exploiter une fabrique d'engrais avec atelier d'équarrissage sur le territoire de la commune de Clermont-l'Hérault, parcelles n°s 431 et 433 de la section H du plan cadastral.

L'enquête à laquelle il a été procédé, en exécution de l'arrêté préfectoral en date du 8 août 1896, a soulevé de nombreuses protestations et établi que le susnommé exerce son industrie sans autorisation.

MM. les Maires des communes de Clermont-l'Hérault, Mourèze, Villeneuvette et Liausson, reconnaissant fondées les oppositions formulées ont proposé le rejet de la demande dont il s'agit.

Le Conseil d'hygiène de Lodève, après examen du dossier de cette affaire, a émis un avis défavorable basé notamment sur ce que l'emplacement de ladite usine ne se trouve pas à une distance suffisante des habitations et que sa situation au N.-O. de l'agglomération de la ville de Clermont, sous les vents dominants, présenterait de graves inconvénients pour la population.

Dans ces conditions, j'ai l'honneur de vous proposer, Messieurs, d'émettre également un avis défavorable sur la demande formée par le sieur Millau.

Adopté.

Vacherie à Montpellier.
M. l'abbé Emprin.

M. *Sallèles* propose au Conseil d'émettre un avis favorable, sous les réserves d'usage, à la demande présentée par M. l'abbé Emprin, en vue d'être autorisé à établir une vacherie à Montpellier, rue Alicot, quartier de la Pierre-Rouge.

Adopté.

Entrepôt de pétrole à Agde.
Le sieur Liron.

M. *Sallèles* propose au Conseil d'émettre, sous les conditions prescrites par le décret du 19 mai 1873, un avis favorable sur la demande présentée par le sieur Liron (Alexandre), en vue d'être autorisé à établir un entrepôt de pétrole sur le territoire de la commune d'Agde, parcelle n° 68 de la section G, du plan cadastral, au ténement dit des Quatre-Carrières.

Adopté.

Pelade et maladies vénériennes

M. Czernicki communique au Conseil quelques renseignements fournis par l'examen des jeunes soldats récemment incorporés dans les corps de troupe du XVIe corps et qui peuvent intéresser le Conseil parce qu'ils sont relatifs à des jeunes gens provenant tous des départements de la région.

Cet examen a démontré que *la Pelade* règne toujours dans le territoire du Corps d'armée.

Dix-huit jeunes gens, en effet, en ont été trouvés atteints provenant : 6 du recrutement de Carcassonne, 3 de celui de Rodez, 2 de Narbonne, 2 de Béziers, 2 d'Albi, etc.

L'affection est, en général, peu étendue et de moyenne gravité : l'isolement absolu des malades n'en a pas moins dû être prononcé pour éviter la propagation du mal.

Mais ce qui est le plus intéressant, c'est l'origine de ces divers cas que les médecins des corps de troupe ont recherché avec soin.

3 hommes ont déclaré formellement avoir été contaminés par le perruquier ; 4 hommes, avoir contracté la maladie à l'atelier où elle règnait ; 3 hommes, à l'école ; 2 hommes, dans leurs familles où elle existe et se transmet ; 6 hommes enfin, cultivateurs, incriminent le contact des bestiaux ou n'invoquent aucune cause.

Il est donc certain que la Pelade existe actuellement en foyer dans certains ateliers, dans certaines écoles, dans quelques familles et, surtout, que des perruquiers en sont les agents conscients ou inconscients de propagation.

Ces renseignements ne peuvent qu'intéresser le Conseil.

Le second ordre de faits sur lequel M. Czernicki attire l'attention de ses collègues a trait aux maladies vénériennes ; il ne présente pas moins d'intérêt.

60 jeunes soldats appartenant tous à la première portion du contingent de la région ont été trouvés atteints de ces maladies. C'est une proportion très considérable.

Ces soixante cas se décomposent en :

29 blennorrhagies
14 chancres mous
17 syphilis

Sur ces 29 blennhorrhagies, 7 sont chroniques compliquées d'épididymite simple ou double et d'orchite; 22 sont récentes et ont été contractées dans la période du 25 octobre au 15 novembre, qui a précédé l'incorporation.

Les 14 cas de chancres mous sont tous récents et contractés durant la même période.

Sur les 17 cas de syphilis, 2 seulement sont récents et 15 sont anciens, quelques-uns, même, sont arrivés aux accidents tertiaires; au point de vue de la provenance, ils se décomposent ainsi :

Montpellier...	12	cas dont	6	blenn.	5	chancres mous	1	syphilis
Albi........	9	—	6	—	»	—	3	—
Béziers......	8	—	4	—	»	—	4	—
Narbonne....	8	—	4	—	2	—	2	—
Carcassonne..	5	—	3	—	1	—	1	—
Perpignan....	5	—	2	—	1	—	2	—
Rodez.......	5	—	2	—	2	—	1	—
etc.								

Ce qu'il y a de plus grave dans ce tableau, c'est l'énorme proportion des syphilis, toutes confirmées, ayant atteint les accidents secondaires ou tertiaires. Dans quelques cas la contamination remonte si haut que de véritables enfants ont été souillés pour la vie.

Un jeune soldat, du recrutement de Béziers, a contracté sa maladie en 1890, il n'avait pas quinze ans ; un autre, du même contingent, en 1891, c'est-à-dire à seize ans.

Ces faits parlent haut et appellent, certainement, la sollicitude du Conseil sur la façon dont la police des mœurs et la surveillance sanitaire sont exercés.

M. *le Président* remercie, au nom du Conseil, M. le Directeur du service de santé de la 16e région, pour son intéressante communication. Il pense, en ce qui le concerne, qu'il y aurait lieu de porter à la connaissance des coiffeurs une instruction pratique, leur indiquant les moyens à employer pour préserver leurs clients de la pelade et autres maladies cutanées transmissibles ; quant aux maladies vénériennes, les municipalités sont armées, dans une certaine mesure, pour les prévenir ; il y a seulement lieu de leur rappeler l'importance, pour la santé publique, d'une application persévérante des mesures sanitaires concernant ces maladies.

Après un échange d'observations entre les membres du Conseil, il est décidé qu'une Commission composée de MM. Czernicki, Espagne et Pezet, sera chargée de rédiger une instruction à l'usage des barbiers et coiffeurs, qui sera soumise au Conseil lors de sa prochaine séance.

L'ordre du jour étant épuisé, la séance est levée.

TABLE ALPHABÉTIQUE

A

B

C

F

G

M

P

T

V

MONTPELLIER, IMPRIMERIE CENTRALE DU MIDI (HAMELIN FRÈRES).

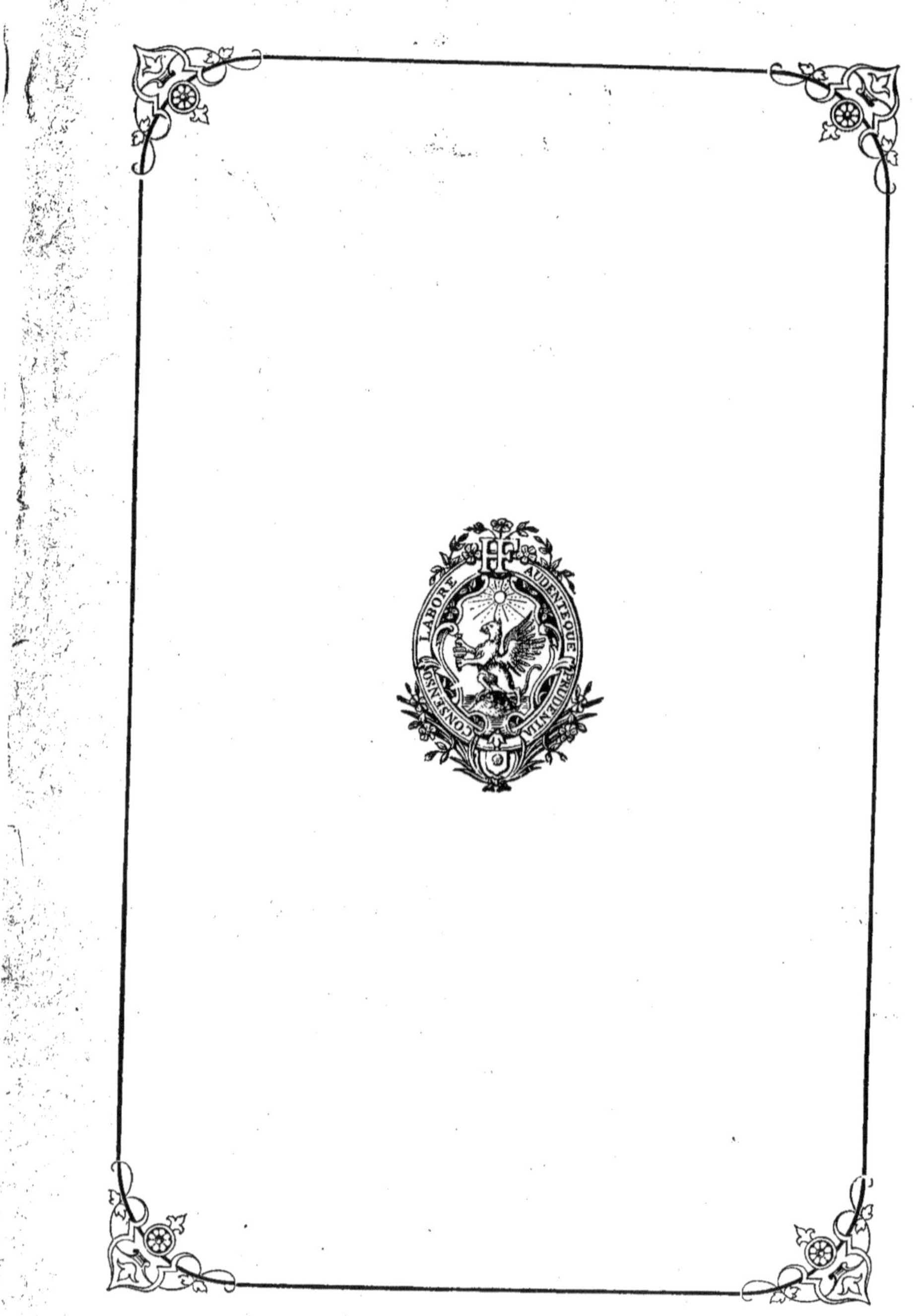
CONSENSU LABORE AUDENTEQUE PRUDENTIA

www.ingramcontent.com/pod-product-compliance
Lightning Source LLC
LaVergne TN
LVHW012352220826
846092LV00002B/531
9782329698915